GUÉRISON
PROMPTE ET RADICALE
DES DÉVIATIONS LATÉRALES
DE LA
COLONNE VERTÉBRALE
PAR LA DÉTORSION DU RACHIS,

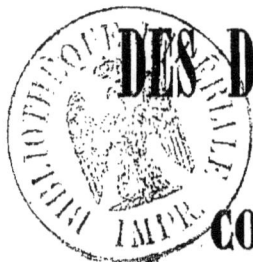

Sans l'emploi
D'AUCUN MOYEN MÉCANIQUE,

PAR

Le Docteur DUBREUIL,

Créateur et Directeur de l'Institut Orthopédique de Marseille,
Membre de plusieurs Sociétés savantes.

———

Ce mémoire est envoyé *franco* à toute demande affranchie,
adressée à l'Institut Orthopédique de Marseille.

———

MARSEILLE.
TYP. ET LITH. BARLATIER-FEISSAT ET DEMONCHY,
Rue Venture, 19.

———

1862.

1863

GUÉRISON PROMPTE ET RADICALE

DES DÉVIATIONS LATÉRALES

DE LA COLONNE VERTÉBRALE

PAR LA

DÉTORSION DU RACHIS

sans l'emploi d'aucun moyen mécanique.

———— ⤳⟡⤙ ————

RÉFLEXIONS GÉNÉRALES ET BUT DE CE MÉMOIRE.

J'ai publié en 1859 un mémoire destiné à faire connaître une nouvelle méthode de traitement des déviations latérales de la colonne vertébrale permettant de remplacer tous les appareils inventés jusqu'à ce jour par de simples contractions musculaires destinées à produire la détorsion de l'épine, qui, dans ma pensée, sont le seul moyen raisonnable et efficace à employer ; la torsion vicieuse étant, comme je le demontrerai plus loin, la cause ou du moins le principal élément de la maladie. Depuis la publication de ce mémoire, je suis encore parvenu à simplifier et à perfectionner ma méthode ; de sorte qu'aujourd'hui, du moins dans les cas ordinaires, c'est avec une véritable précision mathématique que je puis annoncer et obtenir les guérisons. Et dans plusieurs cas très graves, soit par l'âge du sujet ou l'intensité du mal, qui ne m'auraient donnée autrefois que de faibles espérances, le succès est maintenant certain.

Cette méthode est aujourd'hui si simple, et d'une si grande supériorité, par la rapidité, la perfection et la solidité des guérisons, qu'il m'est permis d'affirmer de la manière la plus positive que rien de semblable, ni même d'approchant n'est pratiqué et obtenu dans les établissements orthopédiques, sans même en excepter ceux de Paris et des autres grandes villes de l'Europe.

Jusqu'ici les déviations latérales de la colonne vertébrale ont été traitées par des moyens mécaniques destinés à produire des pressions énergiques, ou des extensions forcées que l'on a souvent cherché à rendre plus efficaces en y joignant des exercices gymnastiques, ou même des sections sous-cutanées pratiquées sur plusieurs muscles du tronc, comme l'a proposé M. Jules Guérin, pour atténuer ou détruire les résistances musculaires (1). Mais, malgré tous les efforts, les résultats ont toujours été insuffisants, et, dans bien des cas, déplorables. Cet insuccès et les graves accidents que l'on a souvent eu à déplorer s'expliquent cependant d'une manière bien naturelle ; ils viennent de la nature même du mal ; car, pour comprimer une partie saillante, il faut nécessairement à l'instrument employé pour produire cette compression, un point d'appui qui ne peut être pris que sur le sujet lui-

(1) M. Jules Guérin, n'a jamais été suivi par aucun praticien dans l'emploi de la myotomie rachidienne. J'ai fait connaître dans mon premier mémoire les motifs qui ont fait abandonner cette méthode bien sévèrement jugée dans l'ouvrage publié récemment par M. le professeur J. F. Malgaine (*Leçons d'Orthopédie*, etc.)

même, et du côté opposé, d'où il résulte une contre-pression qui neutralise la première, ou qui développe une autre difformité. Du reste, que peuvent des pressions ou des extensions violentes pour remédier aux pertubations souvent très-graves qui existent dans les fonctions des systèmes musculaire et nerveux. Le raisonnement et les faits seraient plus que suffisants pour prouver leur impuissance et leurs dangers, s'il n'y avait, en outre, une autre difficulté capitale, que les moyens mécaniques ne pourront jamais surmonter ; je veux dire la torsion du rachis qui accompagne toujours les déviations latérales. Depuis longtemps des médecins sages et éclairés ont cherché à sortir de cette voie fatale ; de grands efforts ont même été faits en Suède, d'où nous est venue une gymnastique spéciale connue sous le nom de Kinesithérapie, et que l'on cherche à préconiser dans ce moment à Paris. Mais la pratique personnelle que j'ai faite pendant plusieurs années de cette méthode m'autorise à affirmer qu'elle ne donne qu'une solution très incomplète et très imparfaite du problème : Depuis longtemps, je l'ai abandonnée pour me rattacher exclusivement à l'idée qui constitue ma méthode et que je crois la seule juste, parce qu'elle est fondée sur une loi physiologique méconnue jusqu'ici et qui seule peut expliquer la cause, et par conséquent mettre sur la voie des moyens à employer pour arriver à la guérison de la maladie.

Dans la pratique orthopédique suivie jusqu'ici ; quand il s'agit d'une déviation qui débute, ou qui n'a fait encore que peu de progrès, on emploie un corset, le plus souvent construit en fer et disposé de manière à soulever les épaules au moyen de supports ou tuteurs, et à comprimer, en haut et en bas, les parties saillantes. Sous son influence, une amélioration apparente se manifeste assez souvent ; mais si, après plusieurs mois de son usage, on veut le supprimer , les parties deviées reprennent aussitôt leurs formes vicieuses , en revenant sur elles-mêmes, comme du caoutchouc que l'on aurait allongé artificiellement ; on est alors obligé de revenir au corset qu'il faut se résigner à faire porter à l'enfant pendant un temps indéfini, et quand, après plusieurs années, le mal semble être limité ; c'est là ce qu'on appelle bien haut une guérison. Mais il est bien certain, et pour cela j'en appelle à toutes les personnes qui ont été à même de voir à nu de ces prétendues guérisons, que le résultat est toujours imparfait , la rectitude de la colonne vertébrale n'est jamais irréprochable, les épaules, soulevées par un long usage du corset, sont déformées et disgracieuses, la taille est grosse et mal formée , et le tronc, condamné si longtemps à l'immobilité est sans souplesse et sans grâce : si encore ce résultat était obtenu d'une manière constante, on en pourrait prendre son parti ; mais malheureusement il n'est obtenu que bien rarement : dans la plupart des cas le corset ne suffit pas pour arrêter les progrès du mal : il faut y ajouter des moyens plus énergiques, des lits à extensions forcées, véritables instruments de supplice qui n'aboutissent le plus souvent qu'à torturer les enfants pendant plusieurs années, sans même amener cet état disgracieux que l'on est convenu d'appeler une guérison. Encore doit-on vivement se féliciter quand, sous leur influence, il n'est pas survenu de graves détériorations, qui amènent une mort certaine dans un délai plus ou moins prochain. D'un autre côté, quand le résultat semble en apparence satisfaisant, il n'a malheureusement rien de stable, les récidives sont sans cesse imminentes, et l'on en est réduit, du moins pour les jeunes filles, à redouter le mariage ; de nombreux exemples n'ayant que trop souvent prouvé que ces prétendues guérisons ne peuvent pas résister à une première grossesse.

Les tristes résultats que produit l'emploi des moyens mécaniques dans le traitement des déviations latérales de la colonne vertébrale, et l'insuffisance de la kinésithérapie ou gymnastique suédoise, me déterminèrent, dès les premières années de ma carrière orthopédique, à chercher la solution du problème par un autre moyen. Après des méditations et des recherches sans nombre, j'acquis la conviction que les déviations latérales de la colonne vertébrale dépendent toujours d'une torsion de la colonne sur elle-même, qui constitue le principal élement de la maladie, et je pensai que le remède devait être une action musculaire capable de produire une torsion en sens inverse de celle qui est vicieuse. Enfin, aujourd'hui, après quinze années de recherches et d'études incessantes, je suis parvenu à guérir avec la plus grande facilité et la plus grande certitude ces déviations par de simples contractions musculaires qui s'obtiennent sans aucun appareil, et sans causer aucune fatigue ni aucune douleurs aux enfants.

La douceur du traitement est si remarquable, qu'il n'y a lieu de leur imposer aucune contrainte, ni le jour ni la nuit, on cherche au contraire à leur procurer le plus de bien être possible, dans leur maintien, leurs vêtements et leur lit, et ce qui mérite encore plus d'être remarqué, c'est que le traitement loin de nuire à la santé, se trouve être le meilleur moyen qu'on puisse employer pour l'améliorer ; il n'y a jamais eu d'exception à cette règle que chaque nouveau cas vient confirmer.

Dans les cas ordinaires, on obtient presque toujours la rectitude complète de la colonne vertébrale. Dès le début du traitement on voit le bas de la taille s'amincir, les épaules s'abaisser et se porter en arrière, le cou s'allonger et la tournure devenir aussi agréable que possible , eu égard à la conformation naturelle de l'enfant. Les guérisons obtenues sont ensuite tellement solides que les récidives ne sont jamais à redouter quoiqu'il advienne dans l'avenir. Remarquable constraste avec les déformations d'épaules, les roideurs de taille, les récidives et les dangers de l'autre système.

Nous ne saurions trop engager les parents et les médecins à fixer leur attention sur cette grande douceur du traitement , qui dépasse véritablement tout ce que nous pouvons dire ici ; car plusieurs familles justement alarmées à l'idée de voir leurs malheureureux enfants , tourmentés pendant plusieurs années par les différents moyens mécaniques, et cela pour n'arriver qu'à un résultat incertain et toujours incomplet, préfèrent, malgré le triste avenir qui leur est reservé, les abandonner à eux-mêmes , ou n'employer que des moyens palliatifs et toujours insuffisants, comme la gymnastique, les bains de mer, ou les corsets de certains fabricants qui ont la ridicule prétention, d'arrêter par des baleines ou quelques bandes d'acier, les progrès d'une maladie qui continue si souvent de s'aggraver, malgré les plus puissants moyens dirigés par des médecins instruits et expérimentés.

Mon but, en publiant aujourd'hui un nouveau mémoire sur cette question, est de faire connaître les modifications, et les perfectionnements que j'ai apporté à ma méthode ; mais pour que les résultats que je puis maintenant obtenir puissent-être bien appréciés, et pour que la véritable importance de ma méthode, qui consiste dans la détorsion du rachis, soit envisagée comme elle doit l'être; avant de parler de mes moyens et des résultats qu'ils me permettent d'obtenir, je consacrerai quelques pages à bien établir l'existence de la torsion dans les déviations latérales de la colonne vertébrale, et l'impossibilité matérielle, ou se trouvent les orthopédistes, de pouvoir détruire cette torsion par les moyens mécaniques, ce qui explique l'insuccés de ces moyens, malgré tous les efforts que l'on a tenté jusqu'ici pour les perfectionner.

De la Torsion du rachis dans les déviations latérales de la colonne vertébrale.

La torsion de la colonne vertébrale sur elle-même, indépendamment des courbures latérales qu'elle peut présenter, jouant un rôle capital dans ma méthode de traitement, il est indispensable que je commence par bien établir l'existence de cette torsion dans tous les cas de scoliose, car sans cela tout ce que je dirai plus loin, quand j'expliquerai ma méthode, pourrait n'être pas compris comme je le désire.

Je suis convaincu que cette torsion existe toujours, du moins dans tous les cas qui peuvent être l'objet d'un traitement dans un établissement orthopédique, et je suis en outre persuadé que c'est cette torsion qui a présenté jusqu'ici un obstacle invincible à tous les moyens qui ont été proposés par les différents orthopédistes ; et que, par conséquent, le seul moyen d'obtenir un bon résultat est de l'attaquer directement; d'où il résulte que tout moyen qui ne tend pas efficacement à ce but est radicalement vicieux, et susceptible de produire beaucoup plus de mal que de bien. Je reviendrai plus loin sur ces réflexions, mon but, dans cet article, n'étant que de prouver l'existence incontestable de cette torsion, en m'appuyant sur des autorités dont le témoignage doit être considéré comme devant faire loi dans cette question.

Tous les orthopédistes ont admis l'existence de la torsion dans la scoliose et il est du reste impossible de la méconnaître sur toutes les pièces qui sont conservées dans les musées. M. Bouvier, à la page 394 des leçons cliniques sur les maladies chroniques de l'appareil locomoteur, publiées en 1858, après avoir décrit les courbures latérales, s'exprime ainsi au sujet de la torsion :

« Il est un autre genre de mouvement qu'exécutent les
« vertébres déviés : c'est leur rotation autour de leur axe
« vertical, d'où résulte une *torsion* de toute la colonne

« vertébrale. Mais la torsion du rachis reconnaît encore
« une autre cause ; c'est la déformation des vertèbres, le
« déplacement ou la rotation partielle qu'éprouvent le
« *corps* et l'apophyse épineuse. Dans ce genre de torsion,
« que j'ai décrit plus haut, la partie antérieure de chaque
« vertèbre ne correspond plus à sa partie postérieure ;
« mais l'anneau n'a pas tourné en totalité sur lui-même,
« comme dans la torsion produite par une rotation réelle
« de la vertèbre, analogue à sa rotation physiologique.

« Ces deux causes de torsion sont le plus souvent
« réunies ; mais l'une prédomine au début de l'affec-
« tion ; l'autre appartient surtout aux périodes plus
« avancées.

« L'angle de rotation des vertèbres est d'autant plus
« marqué que la déformation du rachis est plus consi-
« dérable, et c'est au milieu des courbures qu'il atteint
« son maximum. Lorsqu'il égale un angle droit, la ver-
« tèbre se trouve complètement en travers.

« La torsion du rachis, dans la scoliose, bien diffé-
« rente en cela de la torsion physiologique, se reproduit
« en sens inverse autant de fois qu'il offre d'inclinaisons
« diverses. Le plus grand effort de rotation des vertèbres
« que produisent les muscles, ne fait que tourner en
« sens contraire les extrémités du rachis, ou de la por-
« tion du rachis sur laquelle ils agissent. Cet effort
« physiologique ne fait jamais décrire aux vertèbres
« qu'une seule spirale, bien légère d'ailleurs. Au contrai-
« re, dans la torsion pathologique, la spirale décrite par
« les vertèbres change de direction au milieu de chaque
« courbure. »

Plus loin M. Bouvier ajoute encore, à la page 396 du même ouvrage :

« La torsion de la colonne vertébrale, produite par la
« rotation partielle ou totale des vertèbres, est un phé-
« nomène aussi constant que la déformation, dont elle
« est en quelque sorte inséparable. J'accorde cependant
« qu'il pourrait se former des courbures latérales sans
« rotation, mais ce doit être fort rare ; je n'en connais
« aucun exemple, et les scolioses les plus simples dans
« leur mode de production, telles que les pleurétiques,
« m'ont toujours présenté un certain degré de tor-
« sion. »

Ainsi d'après cet auteur recommandable, dont la bonne foi et les lumières sont appréciées par tout le corps médical, il est bien établi que la torsion de l'épine a existé dans tous les cas de déviation latérale de la colonne vertébrale qu'il a observée dans le cours de sa longue carrière orthopédique, et qu'elle a toujours paru jouer un rôle considérable dans ces maladies.

M. Jules Guérin a toujours admis l'existence de la torsion dans tous les cas de déviation latérale.

M. le professeur Malgaigne, dans ses leçons d'orthopédie, professées à la faculté de médecine de Paris, et publiées en 1862, reconnaît aussi l'existence de la torsion et le rôle considérable qu'elle joue dans les déviations latérales ; puisqu'il lui attribue presque toutes les déformations apparentes. Cependant, pour être impartial, je dois ajouter que, contrairement à l'opinion de MM. Bouvier, Guérin et de la plupart des autres médecins orthopédistes, il reconnaît qu'il peut exister quelques cas *rescents* et *légers*, ce sont ses expressions, ou il n'a pas pu reconnaître la torsion ; mais, si j'ai bien compris ce qu'il dit à ce sujet, cela n'infirme en rien la règle générale que je tiens à établir ici, au point de vue du traitement, puisqu'il reconnaît un peu plus loin que la torsion seule peut produire des déformations : en effet, à la page 370 de l'ouvrage dont nous venons de parler, il dit :

« Il n'y a qu'un instant, en parlant de déviations « légères et commençantes, nous indiquions déjà l'ap- « parence de ces reliefs et de ces dépressions, c'était « admettre que déjà la torsion avait commencé à « s'établir. »

Il serait inutile d'insister plus longtemps sur l'existence de la torsion, devant des autorités de la valeur de celles que je viens d'invoquer, et devant la possibilité qu'a toute personne intéressée, d'en constater la preuve matérielle sur les pièces anatomiques conservées dans les musées ; tout ce que je pourrais ajouter serait superflu ; mon but n'étant ici, comme je l'ai déjà dit plus haut, que d'établir l'existence incontestable de la torsion dans la scoliose.

De l'impuissance des moyens mécaniques et gymnastiques actuellement employés dans le traitement des déviations latérales de la colonne vertébrale.

———

Les premiers médecins qui ont eu à s'occuper du traitement de ces maladies ont dû naturellement se laisser guider par leur instinct qui devait les porter, en voyant une attitude vicieuse ou une colonne vertébrale déviée, à chercher le remède dans des agents extérieurs propres à soutenir ce qui se courbait ou à ralonger ce qui semblait se racourcir. Hippocrate est le premier qui ait donné des conseils dans ce genre, qui, malgré leurs imperfections, contiennent en substance les indications des méthodes modernes. Mais, malheureusement, dans cette importante question, les moyens qui paraissaient simples et justes, et tout–à–fait en rapport avec les lois de la nature, étaient bien loin d'être en rapport avec les indications indispensables qu'il fallait remplir ; parce qu'il existe des complications, inconnues des premiers praticiens, qui devaient rendre tous les efforts inutiles, et devant lesquelles le génie le plus subtil de la mécanique moderne, qui a enfanté et enfante tous les jours tant de prodiges, devait venir se briser, en n'aboutissant, malgré tous ses efforts, qu'à produire des résultats bien plus souvent nuisibles qu'utiles.

C'est qu'en effet, il existe une indication indispensable

à remplir, faute de laquelle les moyens, quels qu'ils soient, seront toujours stériles, indication que la mécanique ne pourra jamais atteindre, car, pour y arriver, il faudrait supposer ce qui est matériellement impossible, que ces agents puissent traverser la profondeur des parties molles et aller saisir la colonne vertébrale, la serrer fortement sur un point, puis ensuite, tandis qu'elle serait fixée sur nn autre, la détordre par un procédé analogue à celui que l'on emploierait pour obtenir le même résultat sur une tige métallique. Que l'on ne croîe pas qu'il y ait de l'exagération dans ce que j'avance ici ; cette torsion de l'épine, dont j'ai parlé à l'article précédent, est, dans la plupart des cas, si prononcée et si résistante, qu'il est évident qu'une grande force, appliquée directement, peut seule la surmonter. J'engage encore les personnes qui ne comprendraient pas bien mon idée à jeter les yeux sur une pièce anatomique spéciale, et à considérer cette colonne vertébrale courbée et tordue sur elle-même et placée au milieu d'une sorte de cage qui en rend l'accès déjà très-difficile sur le squelette, et matériellement impossible quand les os sont revêtus de leurs parties molles.

Non! Jamais les moyens mécaniques ne pourront détruire la torsion du rachis, et, ne pouvant la détruire, ils seront toujours inutiles ou insuffisants pour remédier aux déviations latérales de la colonne vertébrale, puisqu'il est hors de doute que cette torsion y joue un rôle capital, et que sans sa destruction il ne peut y avoir de guérison parfaite. M. Malgaigne, à la page 307 de l'ouvrage précédemment cité, a écrit les lignes suivantes :

« Avec la torsion commence véritablement un deuxième degré, et, quel que soit le point auquel la déformation puisse être portée plus tard, on peut cliniquement continuer à l'y rattacher, car la moindre manifestation de la torsion vous met en face d'une difformité dont l'art n'a jamais su et ne sait pas encore triompher. » Mon opinion se trouve donc pleinement justifiée par celle de ce grand maître.

Que les premiers médecins qui se sont occupés d'orthopédie aient pensé aux machines ; que les mécaniciens qui s'occupent spécialement de ce genre d'industrie y pensent encore, et les recommandent chaudement, cela se conçoit; mais que des médecins distingués, qui ont un nom dans la science, et qui connaissent à fond toutes les difficultés qu'il s'agit de surmonter, y pensent aussi, j'avoue que je ne le comprends pas. Mais, disent-ils, que faut-il faire? Avec nos appareils, nous sommes obligés de l'avouer, nous ne réussissons jamais complètement, mais nous ralentissons, le plus souvent, la marche de la maladie, et, dans quelques cas, nous arrivons même à produire des résultats assez passables, très-éphémères, à la vérité, puisque, pour les maintenir, il nous faut encore condamner, pendant de très-longues années, nos malades à l'emploi de moyens auxiliaires, encore très-gênants ; et, dans des cas très-peu graves, il nous est même arrivé assez souvent, à l'aide de machines, de produire des guérisons presque complètes, puisqu'elles ont pu se maintenir. Cela ne vaut-il pas mieux que de laisser les malheureux malades abandonnés à eux-mêmes, et arriver au dernier degré de la déformation? Il faut convenir qu'il y a quelque chose de juste dans cette défense, et que, dans tous les cas, l'impossibilité de mieux faire les excuse suffisamment, quoique plusieurs praticiens instruits et consciencieux, frappés de la stérilité et des dangers que présentent fréquemment ces sortes de traitements, en soient venus à préférer l'action de la nature aux moyens mécaniques, en recommandant seulement tous les agents auxiliaires qui peuvent atténuer la marche du mal, tels que la gymnastique, et les soins généraux propres à fortifier et à développer les forces du malade.

Je vais maintenant justifier mon opinion en donnant quelques renseignements particuliers sur le mode d'action des moyens mécaniques.

Tous les appareils imaginés jusqu'ici peuvent se diviser en deux parties :

1° Ceux dits *portatifs*, qui s'appliquent sur le corps lui-même et avec lesquels ont peut circuler.

2° Ceux appelés *fixes*, c'est-à-dire qui, ne pouvant pas être portés par le sujet lui-même, sont destinés à produire des extensions et des contre-extensions forcées.

Une troisième situation peut encore être envisagée, c'est celle qui résulte de l'emploi simultané de ces deux ordres de moyens.

Examinons rapidement les résultats que peuvent produiront ces trois situations.

Les appareils portatifs, sont ceux qui se rapportent à l'innombrable famille des corsets dits *orthopédiques*, et qui, malgré tous leurs nombreux perfectionnements et modifications, se réduisent tous à deux moyens d'action :

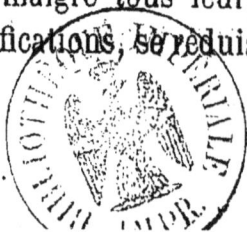

2

l'un qui agit pour soulever les épaules, par ce que l'on appelle les supports ou tuteurs; et l'autre destiné à comprimer les parties saillantes, en haut et en bas, au moyen de ce que l'on appelle les plaques, pelotes, etc. etc.

Pour celui qui sait un peu d'anatomie, et qui connaît la manière dont l'humérus est fixé à sa partie supérieure à la cavité de l'omoplate, et qui sait aussi que, d'un autre côté, l'omoplate n'a rien de fixe, et que la clavicule, troisième élément osseux de cette articulation, n'a de force que pour buter l'épaule, il est évident que ce soulèvement ne peut pas allonger d'un centimètre la colonne vertébrale, très-difficile à étendre par elle-même, et qui, en outre, a à supporter le poid de la tête et de tout le tronc; ainsi, le résultat possible de cet allongement ne peut être qu'une déformation des épaules, résultat qui ne manque jamais quand le moyen a été employé pendant un temps assez considérable.

Les plaques et pelotes, agissant sans allongement forcé de la colonne vertébrale, aboutissent fatalement aux résultats suivants : elles peuvent refouler, en haut, les côtes et l'omoplate, et, en bas, dans la région lombaire, quelques unes des fausses côtes, et des apophyses transverses. Si l'on considère que cet aplatissement ou ce refoulement d'arrière en avant ne peut avoir lieu, en haut, qu'en exagérant le mouvement de torsion dont j'ai déjà parlé, et, par contre coup, les courbures latérales, on arrive à obtenir un dos plus plat, mais, en revanche, on a une colonne vertébrale plus courbée, c'est-à-dire que, pour obtenir l'amélioration d'un symptôme apparent on aggrave le fond de la maladie. Voici, en

réalité, tout ce que l'on peut attendre des moyens mécaniques, dits portatifs, opinion que je pourrais appuyer
du témoignage d'un grand nombre d'auteurs, et que je
me charge, au besoin, de démontrer directement et sans
réplique.

Le second ordre de moyens, c'est-à-dire les appareils
fixes, agit toujours par des extensions forcées, et il faut
encore, malgré tous les perfectionnements si pompeu-
sement annoncés, arriver à cette conclusion fatale : placer
l'individu sur une couchette aussi dure que possible, et
qui ressemble beaucoup par sa forme au lit de corps de
garde des militaires, afin que l'individu, couché à plat
sur son dos, trouve dans la dureté de sa couche, un
moyen de comprimer les parties saillantes ; mais comme
il faut, en outre, allonger la colonne vertébrale, il est indispensable que le patient soit attaché par le cou au
moyen d'un collier, afin que la ceinture qu'on doit lui
placer aux hanches pour le tirer, soit par des poids soit
par des tonrniquets, puisse aboutir à l'allonger. On comprendra sans peine qu'un malheureux enfant soumis
à ce traitement pendant un temps assez considérable,
souvent pendant plusieurs années, finira par être allongé
et applati ; mais quelles seront les conséquences ? On
peut les deviner sans peine.

Si la cause primitive du mal est, comme le dit M.
Malgaigne, une altération des ligaments jaunes, opinion
que je ne suis pas éloigné de partager, comment ces
ligaments pourront-ils être amenés à leur état naturel
par ces longues pressions et extensions ? Et si, d'un autre
côté, il y a, en outre, comme plusieurs auteurs recom-

mandables le pensent, des perturbations graves dans
l'innervation , comment ces perturbations seront-elles
détruites ? N'est-il pas évident, au contraire, qu'elles
seront aggravées? C'est, malheureusement, ce que la
pratique nous montre chaque jour. A l'aide de ces longues
tortures qui rappellent celles du moyen-âge, l'on n'obtient
qu'un résultat temporaire et tout-à-fait éphémère que le
moindre évènement fait évanouir. Qui n'a eu dans sa vie
l'occasion de constater cette triste vérité.

Enfin, la troisième combinaison, qui est celle qui résulte de l'emploi simultané des deux premières, est aussi
celle que l'on pratique le plus habituellement dans les
établissements orthopédiques ; on comprendra facilement
d'après ce qui précède quels doivent être ses résultats.

La gymnastique , telle qu'on la pratique habituellement, ne peut évidemment avoir de prises sérieuses sur
la torsion de l'épine, et, par conséquent d'effets sérieusement efficaces pour la guérison, malgré toutes les prétentions plus ou moins ambitieuses que manifestent à ce
sujet tous les directeurs de gymnase. Je la crois très-effi-
cace pour développer les forces, pour prévenir la maladie
chez un sujet où elle serait au moment de se déclarer ;
elle peut même quelquefois dissiper des déviations très-
légères, mais dans aucun cas elle ne peut être considérée
comme un moyen spécial de traitement de ces maladies.
Du reste, dans tous les établissements orthopédiques où
on l'emploie concurremment avec les moyens mécaniques, on ne la considère que comme un moyen auxiliaire.

En dehors de la gymnastique ordinaire, il existe une

autre méthode connue sous le nom de gymnastique suédoise ou kinésithérapie, créée par Ling. La vogue temporaire qu'elle a eue, et les efforts que l'on fait de nos
jours pour la faire revivre, m'engage à en dire quelques
mots ; mais, comme M. Bouvier l'a très-judicieusement
appréciée dans ses leçons cliniques, je me borne à
transcrire ce qu'il en dit, son opinion, basée sur les faits
anatomiques et sur l'observation pratique, me paraissant
inattaquable. Voici comment il s'exprime : « Les parti-
« sans de la gymnastique suédoise ont une théorie assez
« étrange : c'est la contre partie de l'hypothèse de la ré-
« traction. Cette théorie place la cause de la courbure
« latérale de l'épine, dans la débilitation ou la relaxa-
« tion de certains muscles ; vous comprenez que ce fait
« de la relaxation primitive n'est pas moins imaginaire
« que celui de la rétraction. Il manque aux inventeurs
« de cette doctrine, ce qui, suivant la remarque de Mor-
« gagni, manquait à Hippocrate et à Gallien : des dis-
« sections de sujets scoliotiques. Est-ce que la déviation
« latérale du rachis, telle que vous la connaissez, et si peu
« avancée qu'on la suppose, ne se retrouve pas sur le
« cadavre ? Où serait donc alors cette prétendue inéga-
« lité de contraction dans des muscles qui ne se contrac-
« tent plus ? Faute de connaître des faits que vous avez
« touché du doigt, tels que la liaison nécessaire de la
« voussure postero-latérale, de la torsion du rachis et de
« sa déformation, même au début de la difformité. On
« appelle musculaires toutes les déviations encore peu
« prononcées ; on croit la déformation osseuse très-tar-
« dive. Cette méprise rejaillit inévitablement sur la thé-
« rapeutique (leçons cliniques, p. 475.) »

Traitement des déviations latérales de la colonne vertébrale, par la détorsion du rachis.

L'importance considérable de la torsion de la colonne vertébrale dans la scoliose, rend évidente la nécessité de détruire cette torsion, si l'on veut obtenir de véritables succès. Dès mes premiers essais en orthopédie, je compris toutes les difficultés de cette situation, et je n'ai cessé depuis de chercher à les surmonter, je crois maintenant avoir atteint le but d'une manière complète, mais les obstacles que j'ai eus a vaincre sont immenses. Les moyens mécaniques ne pouvant être d'aucun secours, comme je l'ai démontré à l'article précédent, je devais chercher la solution dans l'action musculaire ; mais comment y arriver ? Les grands muscles du tronc ne peuvent produire dans ce sens aucune action efficace, les sacro-spinaux (1), par leurs nombreuses divisions et subdivisions se rattachant à tous les points de la colonne, pouvaient seuls offrir quelques chances de succès ; mais ces muscles n'agissent jamais pour produire des effets analogues, et, pour réussir, il fallait leur créer des actions complètement en dehors de celles qui leur sont

(1) Chaussier réunissait sous la dénomination de sacro-spinal, les muscles : sacro-lombaire, long dorsal, transversaire épineux et inter transversaire, j'ai choisi cette expression parce qu'elle désigne cet ensemble de muscles dont l'action combinée peut seule produire un mouvement de torsion sur la colonne vertébrale.

habituelles. Quelques résultats heureux m'ayant encouragé au début, je ne me laissai pas rebuter par les difficultés, et, après avoir essayé toutes les combinaisons possibles, après avoir cherché à démêler dans les actions que je produisais, la part qui pouvait revenir à chaque muscle ; ce qui dans l'action était efficace de ce qui ne l'était pas ; ce qu'il fallait en retrancher ou en conserver, etc., je suis enfin arrivé des combinaisons très-simples dans la pratique quoique en réalité très-compliquées, quant à l'action et aux différentes nuances qu'il faut saisir, et qu'une longue pratique a pu seule me mettre à même de saisir facilement.

L'un des points les plus importants que je suis parvenu à constater au sujet de la détorsion du rachis par une action musculaire, est qu'en agissant seulement sur un point, il y a une détorsion semblable sur tous les autres points, quel que soit le nombre des courbures et des torsions en sens inverse, d'ou il résulte qn'il n'est pas utile de produire à la fois cette action sur toute l'étendue de la colonne, et qu'il suffit de l'obtenir sur un des principaux points. Ma longue pratique m'a permis de reconnaitre qu'elle est la partie de la colonne sur laquelle on peut agir le plus efficacement dans les nombreuses variétés de scolioses, et aussi quelles sont les modifications qu'exige l'avancement du traitement, soit dans l'intensité de l'action, soit dans le lieu ou elle doit être produite. J'avais eu, en commençant ce mémoire, l'idée de donner à ce sujet des renseignements pratiques très-étendus ; mais, les longues et minutieuses descriptions que j'eusse été obligé de faire pour chaque variété

de scoliose, auraient transformé ce mémoire en un long
traité, et cela sans beaucoup d'utilité pour le lecteur, si
je n'y avais joint de nombreuses planches ; j'ai reculé
devant l'étendue de ce travail, que j'ajourne à une autre
époque. Les difficultés que j'aurais eues à surmonter si
j'avais donné suite à cette idée, peuvent être appréciées
par les médecins qui ont pu observer les nombreuses
variétés que présente cette maladie : M. Bouvier, dans les
leçons cliniques, (page 390), dit : que dans un travail
manuscrit qu'il a composé il y a plus de vingt ans, il a
porté à cinquante-trois le nombre des diverses formes de
scolioses, et qu'il en a rencontré d'autres depuis.

Un autre fait très-important et, qu'on n'aurait peut-
être pas soupçonné d'abord, est que la simple action
produite pour obtenir la détorsion produit, en même
temps, la destruction des courbures, et les cas dans lesquels il en reste quelque chose sont ceux où une déformation osseuse déjà avancée ne permet plus à la colonne
vertébrale de reprendre entièrement sa ligne naturelle ;
ce fait si important dans la pratique et qui donne à ma
méthode une valeur qu'elle n'aurait pas sans cela, semble confirmer l'opinion de ceux qui pensent qu'il ne peut
pas exister de courbures sans torsion, et en même temps
que la torsion joue un rôle prédominant dans la scoliose,
puisque sa simple destruction, détruit aussi les courbures.
D'un autre côté on peut trouver dans ce fait, l'expli-
cation du peu d'efficacité de la gymnastique ordinaire,
et même de la gymnastique suédoise ou kinésithérapie,
dont le but avoué est d'agir principalement sur les muscles antagonistes de ceux que l'on suppose trop contrac-

tés ; tandis que d'après mes observations, justifiées aujourd'hui par une immense pratique, l'action qui produit
la détorsion, est seule capable d'amener des résultats
efficaces, certains et durables, et seule aussi, par conséquent, susceptible de constituer une méthode régulière et
rationnelle de traitement.

Le mouvement que je cherche à produire, et qui est
réellement indescriptible, à moins d'avoir sous les yeux
des pièces anatomiques ou un sujet vivant, a donc, pour
but de produire une action de détorsion dans une partie
de la colonne, comme je viens de l'indiquer, c'est-à-dire
qu'il tend à la tordre dans le sens inverse. L'expérience
m'a appris que pour que ce mouvement puisse avoir
toute l'efficacité désirable, il faut qu'il soit particulièrement produit par les muscles sacro-spinaux, en y faisant
participer le moins possible les autres muscles du tronc.

Pour arriver à obtenir ce mouvement, je rencontre
quelquefois les plus grandes difficultés, il me faut même
assez souvent des semaines et quelquefois des mois pour
obtenir son exécution parfaite. Je suis arrivé par une
longue observation, a remarquer différents mouvements
accessoires, à l'aide desquels je conduis graduellement
l'enfant aux mouvements principaux, sans cela, il serait
presque toujours impossible d'arriver à les faire exécuter
dans leur ensemble. Mais tout n'est pas fini quand on a
obtenu les mouvements, l'enfant qui les produit éprouve
généralement une certaine gêne, et cherche par tous les
moyens possibles à les exécuter d'une manière plus com-
mode, c'est-à-dire qu'il fait quelque chose qui y ressem-
blant en apparence ne produit, en réalité, aucun des

effets désirés, il est donc indispensable pour le maintenir dans la bonne voie, d'avoir constamment l'œil fixé
sur la colonne vertébrale et de le rappeler à l'ordre dès
que l'on remarque le plus petit écart ; ce n'est donc qu'à
l'aide d'une attention soutenue et persévérante que l'on
réussit ; c'est peut-être là le seul inconvénient de ma méthode, mais cet inconvénient est bien racheté par l'immense supériorité des résultats que l'on obtient, et les
conditions si différentes de bien-être et de satisfaction où
se trouvent placés les enfants.

Le mouvement que je viens d'indiquer est la base de
ma méthode, cependant dans quelques cas particuliers
on peut en employer plusieurs autres dont on tire un
grand parti ; ces mouvements auxiliaires ayant été décris
dans mon premier mémoire, et n'y ayant apporté
aucunes modifications notables depuis, je renvoie ceux
qui désireront les connaître, à ce mémoire.

Pour l'exécution, l'enfant est placé debout devant moi,
le dos tourné de mon côté, je lui fais faire les exercices
pendant quinze minutes environ, mais au milieu de la
séance, je lui donne ordinairement quelques minutes de
repos. Cinq séances par semaine suffisent ordinairement.
Il est inutile de faire plus d'une séance par jour ; un plus
grand nombre présenterait même des inconvénients ;
car, j'ai remarqué que les progrès vont moins vite quand
l'enfant est fatigué; il se produit alors un affaissement dans
les différentes parties du tronc qui ralentit la guérison.
Quand les mouvements sont exécutés dans une mesure
convenable, ils ne produisent aucune douleur, ni aucune
fatigue; et, loin de nuire à la santé ils contribuent au

contraire puissamment à l'améliorer. En dehors des exercices, les enfants ne sont soumis, pendant le jour à aucune contrainte ; et la nuit on les fait coucher dans de bons lits où ils sont en pleine liberté.

En dehors des effets de redressement de la colonne, produits par ce traitement, il en est un qui mérite d'être signalé : dès que l'on a commencé à le pratiquer on voit presqu'aussitôt le bas de la taille s'amincir, les épaules s'abaisser et se porter en arrière, le cou s'alonger, et une tournure aussi agréable que possible, eu égard à la conformation naturelle de l'enfant, ne tarde pas à se faire remarquer ; singulier contraste avec les déformations et les roideurs de taille des autres systèmes, qui ne tardent pas à devenir indélébiles.

Je puis donc me flatter d'avoir amené le traitement de la scoliose aux limites les plus simples et les plus heureuses que l'on puisse jamais désirer, puisque d'un côté tout ce qui, dans les autres traitements, est dangereux ou pénible, se trouve radicalement supprimé, et que de l'autre, la durée du traitement est beaucoup plus courte, quoiqu'il soit plus efficace et exempt ordinairement de toutes chances de récidives. Les médecins, je l'espère, apprécieront ces avantages autant que les mères, qui n'auront plus la douleur de voir leurs pauvres enfants, attachés, tirés et comprimés sur des lits orthopédiques. Qui n'a eu connaissance des douleurs qu'ont éprouvées certaines familles quand il a fallu soumettre à tous ces pénibles moyens, des jeunes filles, délicates et maladives ; combien ont reculé devant cette nécessité, et ont préféré laisser marcher la maladie aux risques de la voir arriver jusqu'à ses dernières limites.

FAITS PRATIQUES.

Dans le premier mémoire que j'ai publié en 1859 pour faire connaître ma nouvelle méthode de traitement de la scoliose, j'ai rapporté 33 observations dont les résultats avaient été aussi heureux qu'on pouvait le désirer, il m'eut été, dès cette époque, très facile d'en citer un bien plus grand nombre. Dans ce nouveau mémoire au lieu de donner une fastidieuse liste de cas heureux que je pourrais étendre autant que je le désirerais, je vais me borner à indiquer le résultat des traitements de scoliose qui ont été terminés dans le courant de l'année qui vient de s'écouler, c'est-à-dire depuis le mois d'octobre 1861 jusqu'à la fin de septembre 1862, époque ou je termine ce mémoire. Comme il m'arrivera très souvent, pour éviter les descriptions qu'il faudrait renouveler à chaque cas, d'employer les dénominations de scoliose du premier, du second et du troisième degré, je crois utile de commencer par indiquer sommairement les caractères qui distinguent chacun de ces degrés. Cette division de la scoliose en trois degrés est certainement insuffisante, car si l'on voulait donner une idée exacte de chaque cas, il faudrait un bien plus grand nombre de classes, mais comme elle est admise par la plupart des orthopédistes, je m'y suis conformé.

Le premier degré comprend les déviations assez peu prononcées, pour qu'on ne puisse les reconnaître qu'avec peine sous les vêtements; celles ou il n'y a pas encore de déformation dans le corps des vertèbres; mais dont un médecin exercé reconnaîtrait facilement l'existence aux signes suivants: les épaules proéminent inégalement; l'une d'elles, ordinairement la droite, semble plus volumineuse, la gauche est au contraire comme affaissée. L'angle inférieur de l'omoplate est particulièrement soulevé d'un côté. La région antérieure de la poitrine commence assez souvent à se déformer, l'un des flancs est légèrement excavé. L'attitude de l'enfant est mauvaise et tend à exagérer tous les traits que je viens d'indiquer. L'épine présente dans certains cas une courbure sigmoïde apparente; d'autres fois une seule courbure, et, dans quelques cas, aucune courbure, quoiqu'il en existe réellement une; cet effet est dû à la torsion de l'épine qui masque souvent la courbure dans cette période.

Dans le deuxième degré, la courbure de la colonne est plus prononcée; et en même temps que la courbure se prononce, la gibosité, qui ne faisait que poindre dans la première période, se dessine peu à peu; mais elle reste toujours arrondie, ce n'est qu'une voussure exagérée des côtes; tandis que les dépressions correspondantes se creusent en même temps, dans la même proportion. Enfin les déformations antérieures sont plus prononcées que dans la première période. Et les vêtements ne suffisent plus pour dissimuler à eux seuls les déformations; il faut y ajouter des précautions particulières.

Dans le troisième degré, la difformité change d'aspect, l'inégalité des deux côtés du tronc s'accroît dans la région dorsale, et diminue aux lombes. Toute la région inférieure du tronc obliquement dirigée comme le rachis n'est plus située d'aplomb sur le bassin. Les déformations thoraciques antérieures, prennent un plus grand développement, et on commence à remarquer des dépressions profondes, circonscrites au niveau des cartilages costaux. Il apparaît une gibosité formée au dépend d'une grande partie du thorax, et le sujet qui, jusque là, avait pu passer pour avoir seulement une épaule un peu forte, ne peut plus échapper à la qualification de bossu.

Cas traités depuis le 1ᵉʳ octobre 1861, jusqu'à la fin de septembre 1862.

La plus grande discrétion devant être observée quand il est question de traitements de ce genre que la plupart des familles cherchent à dissimuler, je suis forcé de n'indiquer le nom des enfants que par de simples initiales, à l'exception seulement de quelques cas ou je suis formellement autorisé par les parents à donner des renseignements plus étendus. Par les facilités que plusieurs d'entre-eux m'ont donné à ce sujet, il me sera toujours possible de mettre les médecins qui pourraient désirer de s'assurer directement de la valeur de ma méthode, a même de vérifier un assez grand nombre de cas pour les convaincre, et je me ferai toujours un véritable plaisir de leur faciliter les moyens de faire cette vérification.

Dans l'exposé des faits qui vont être cités, je suivrai exactement l'ordre de la terminaison des traitements.

OCTOBRE.

Cinq traitements achevés.

1° Mademoiselle M., R., âgée de 11 ans, avait une scoliose du premier degré très-prononcée, pouvant même être prise pour un second degré. Après cinq mois passés à l'établissement cette jeune fille est sortie parfaitement guérie. L'ayant vue récemment, je puis certifier que la guérison s'est parfaitement maintenue.

Je puis donner sur cette enfant tous les renseignements que l'on désirera, je suis même autorisé à donner l'adresse des parents.

2° L., C., jeune garçon de 7 ans, était atteint d'une scoliose rachitique que l'on pouvait considérer comme un troisième degré, sa santé était profondément altérée, à ce point, que ses parents et le médecin de la famille désespéraient de le conserver. Après un séjour de quinze mois à l'établissement, il est sorti dans un état que l'on peut considérer comme une guérison parfaite. Sa santé était excellente.

Je puis donner l'adresse des parents et du médecin de cet enfant, qui s'empresseront de donner tous les renseignements que l'on pourra souhaiter.

3º-4º Une jeune fille de 15 ans et un jeune garçon de onze, appartenant à un très-honorable confrère de Moscou, ont été traités pendant trois mois environ, la jeune fille pour une scoliose d'un premier degré avancé, et le jeune garçon pour un second degré au moins. Je n'ai pu conserver ces enfants que trois mois, cependant le résultat a été très-satisfaisant quoique n'ayant pas obtenu toute la perfection que j'aurais certainement atteint si je les avais eu à ma disposition le temps nécessaire. Cependant le père, qui est venu de Moscou au mois de décembre dernier pour visiter sa famille qui se trouvait à Nice, et qui a séjourné quelques jours à Marseille pour m'entretenir de ses enfants et connaître les moyens que j'avais employé, a trouvé le résultat tellement heureux, qu'il m'a adressé une lettre des plus flatteuses en m'autorisant à la publier si je le jugeais convenable. Cette lettre d'un honorable confrère qui occupe un rang élevé dans le corps médical de Moscou, a une si grande valeur pour moi que je ne puis m'abstenir d'user de cette permission.

Voici cette lettre, textuellement :

« Cher et honoré confrère,

« Si jusqu'à présent je n'ai pas tenu ma promesse, et
« ne vous ai en même temps exprimé tous mes remerci-
« ments pour votre accueil si bienveillant, ne m'accusez
« ni d'oubli ni d'ingratitude, mais faites la part du bon-
« heur que j'ai dû éprouver à me retrouver dans ma fa-

« mille, dont j'avais été séparé si longtemps, et à la-
« quelle je consacrais tous mes moments.

« Croyez bien, cher collègue, que depuis un mois il
« ne s'est pas écoulé un jour sans qu'un souvenir re-
« connaissant ne vous ait été adressé par moi. Les effets
« de votre traitement sont incontestables chez mes en-
« fants. La courbure supérieure de mon fils est presque
« disparue, et la courbure inférieure se trouve dans un
« état d'amélioration tel, qu'il n'y a pas à douter que sa
« guérison n'eût été radicale s'il fut resté quelque temps
« de plus entre vos mains. Vous comprenez combien
« nous vous en sommes reconnaissants. Au printemps
« prochain j'espère recourir encore à vos bons soins.

« Je considère donc comme un devoir d'humanité de
« faire connaître, autant qu'il est en mon pouvoir, une
« méthode aussi efficace, J'en ai déjà référé à Moscou, et
« pendant mon séjour en Allemagne, je ne manquerai
« pas de signaler à tous les médecins, mes amis et col-
« lègues, une découverte d'une aussi grande utilité.

« En attendant, le prince Oscar, de Suède, se trou-
« vant à Nice en ce moment, j'ai parlé, avec tout l'en-
« thousiasme mérité, de votre mode de traitement à son
« médecin, et, à l'époque de son retour en Suède, ce
« dernier se propose de visiter votre établissement.

« Je vous autorise, très-honoré collègue, à user de
« cette lettre comme bon vous l'entendrez, et je m'esti-
« merai heureux si, par l'expression de ma gratitude, je
« puis contribuer à répandre de plus en plus une vérité
« aussi utile à l'humanité.

« Agréez, je vous prie, ainsi que Madame Dubreuil,

« les compliments les plus affectueux de ma famille et
« de

« Votre dévoué serviteur

« Dr E. VIREYSER. »

Directeur de l'établissement d'hydrothérapeutique
et médecin consultant de l'Hôpital militaire de Moscou

Nice, le 16 janvier 1862.

5° Mademoiselle T. de B., âgée de 9 ans, avait une
scoliose du second degré, qui, après huit mois de traitement, a été entièrement guérie. J'ai revu récemment cette
jeune fille, la guérison s'est parfaitement maintenue.

Ce cas m'avait été adressé par mon honorable confrére
et ami le docteur de Saint-Martin.

NOVEMBRE.

Deux traitements achevés.

6° Mademoiselle A., F., âgée de 16 ans, avait une
scoliose du troisième degré pour laquelle elle avait été
traitée, dans un pensionnat de Toulouse, par des lits à
extensions forcées, mais sans obtenir de ce long et pénible traitement aucune amélioration. Après un an
de séjour dans mon établissement elle est sortie dans
une situation très-convenable qui se maintient toujours,
d'après une lettre que j'ai reçu récemment de sa famille.

7° Mademoiselle M., C., âgée de onze ans, présentait
une scoliose très-prononcée du premier degré qui, après
quatre mois de traitement, a été complètement guérie.
Le résultat se maintient.

DÉCEMBRE.

Deux traitements achevés.

8° Mademoiselle V., R., âgée de 6 ans, avait une scoliose rachitique du second degré d'une gravité exceptionnelle par le gonflement des trois dernières vertèbres lombaires, avec des douleurs aiguës qui se faisaient sentir principalement à la hanche, au genoux et à la cuisse du côté droit. Après quatre mois de traitement je crus cette enfant complètement guérie, mais une chute accidentelle qu'elle fit à cette époque remit tout en question. La scoliose apparut plus grave qu'au début et des douleurs excessives se firent sentir à la hanche et au genou droit; après des soins infinis, j'ai pu la rendre à sa famille complètement guérie, après onze mois de séjour à l'établissement.

La famille reconnaissante m'a offert de faire tout ce qui dépendrait d'elle pour faire connaître ce résultat heureux et inespéré. Je puis donner son adresse.

Ce cas m'avait été adressé par mon honorable confrère le docteur Dastros.

9° Mademoiselle M. de C., âgée de 8 ans, avait une scoliose du second degré. Après six mois de séjour à l'établissement je l'ai rendue à sa famille dans un état excellent. Ses parents m'ont écrit récemment que la rectitude de la colonne se maintenait parfaitement.

JANVIER.

Un seul traitement achevé.

10° Mademoiselle R. , âgée de 12 ans , avait une scoliose du premier degré qui a été complètement guérie après huit mois de traitement. La santé de cette jeune fille a été aussi considérablement améliorée.

FÉVRIER.

Deux traitements achevés.

11° Un jeune garçon de 8 ans qui m'avait été présenté pour une scoliose peu grave du premier degré, et dont le dos était assez fortement voûté, a été dans un état excellent après trois mois de traitement.

Ce cas m'avait été adressé par mon honorable confrère le docteur Aubert , qui m'a déjà présenté plusieurs malades. Je profite de cette occasion pour témoigner à cet honorable confrère toute ma reconnaissance pour la confiance qu'il veut bien m'accorder.

12° Mademoiselle A., M., âgée de 13 ans, d'une constitution délicate , présentait une scoliose du second degré. Cette jeune fille , après huit mois de traitement , était dans l'état le plus parfait qu'on peut souhaiter.

MARS.

Un seul traitement achevé.

13° Mademoiselle R., V., âgée de 15 ans , avait, lorsqu'elle me fut présentée , une scoliose du troisième degré des plus graves, avec déformation considérable des côtes et des vertèbres dans la partie des dernières dorsales et des premières lombaires. Après un an de traitement, elle est sortie de l'établissement dans un état qui n'était malheureusement pas parfait ; mais qui, au point de vue de la gravité du mal, pouvait être considéré comme un résultat des plus remarquables. La tournure de cette jeune fille n'offrait plus rien de choquant, et la santé, très-mauvaise au début, était excellente.

Je n'ai pas eu de ses nouvelles depuis sa sortie, mais j'ai tout lieu de penser que son état se maintient.

Ce cas m'avait paru tellement grave que j'avais pris son moule en plâtre, concuremment avec mon honorable confrère et ami, M. le docteur Giraud Saint-Rome, qui avait bien voulu m'assister dans cette opération.

AVRIL.

Un seul traitement achevé.

14° Mademoiselle F. S., âgée de 9 ans, avait une scoliose du premier degré, très-avancée, qui a été complètement guérie après cinq mois de traitement. Je n'ai pas revu cette jeune fille depuis son traitement mais je suis assuré que le résultat se maintient.

MAI.

Trois traitements achevés.

15° Mademoiselle J. de C., âgée de 6 ans, était atteinte, en entrant à l'établissement, d'une scoliose rachitique du troisième degré ; après onze mois de traitement, on l'a remise à sa famille dans un état aussi satisfaisant qu'on pouvait le désirer pour un cas de ce genre ; la rectitude de la colonne vertébrale n'était pas irréprochable, et il restait encore un peu de voussure du côté droit, mais l'on pouvait à peine apercevoir cette petite défectuosité, et j'ai tout lieu de penser qu'elle se maintiendra et se perfectionnera même. Cette enfant, abandonnée à elle-même ou soumise à des méthodes vicieuses de traitement, était certainement destinée à arriver au degré de déformation le plus grave que l'on puisse rencontrer.

16° Mademoiselle E. X., âgée de 17 ans, avait une scoliose du deuxième degré. Les vertèbres lombaires étaient le siége de la principale courbure ; cette déviation datait déjà de plusieurs années. Le traitement a duré huit mois, et le résultat a été aussi heureux qu'on pouvait le souhaiter, car habillée, sans aucun rembourrage, sa taille était véritablement irréprochable, et c'est à peine si l'on pouvait distinguer, en la voyant nue, une légère courbure dans les trois ou quatre dernières vertèbres lombaires.

17° Mademoiselle M. C., âgée de dix ans et demi, avait une scoliose du second degré avec une torsion très-prononcée de la colonne vertébrale, et, par conséquent, une saillie également très-prononcée du côté droit, résultant de la voussure des côtes. Cette enfant est sortie de mon établissement après sept mois de séjour, dans un état d'amélioration considérable, mais qui laissait cependant quelque chose à désirer. L'assurance formelle que je donnais aux parents qu'un séjour de quatre à cinq mois de plus suffirait pour obtenir un résultat parfait n'a pu, à mon grand regret, les déterminer à nous la laisser plus longtemps.

JUIN.

Aucun traitement n'a été achevé.

JUILLET.

Un seul traitement achevé.

18° Mademoiselle C. P., âgée de 11 ans, avait une scoliose du deuxième degré bien caractérisée, qui avait déjà été combattue par un corset orthopédique porté depuis un an, la déformation ne pouvait être entièrement dissimulée par les vêtements. Six mois de traitement ont amené une guérison parfaite.

AOUT.

Trois traitements achevés.

19° Mademoiselle M. C., âgée de 15 ans, avait une scoliose du deuxième degré, quant aux apparences extérieures, mais qui pouvait être considérée comme un troisième degré par sa gravité particulière, car cette scoliose, essentiellement rachitique, datait presque de l'enfance et avait été inutilement combattue par un corset de fer qui avait été porté pendant plusieurs années. Cette jeune fille est sortie de l'établissement après un séjour de quatorze mois, dans l'état le plus parfait qu'on pouvait souhaiter, car la taille ne laissait apercevoir presque aucune irrégularité et le bassin, qui était fortement dévié au commencement du traitement, était complètement revenu à son état naturel.

20° L. C., jeune garçon, âgé de huit ans, présentait une scoliose rachitique arrivée aux dernières limites de gravité que l'on peut rencontrer à cet âge ; cet enfant était affreusement difforme, après quatorze mois de traitement une amélioration très-sérieuse a été obtenue, mais malheureusement une forte portion de la difformité subsistait encore. Ce cas, par sa nature et sa gravité exceptionnelle, doit être considéré comme sortant entièrement de la ligne ordinaire.

21° M. P., âgé de 16 ans, avait une scoliose grave du second degré, une très-forte courbure existait dans les dernières vertèbres lombaires , et indiquait par son intensité l'existence certaine d'une déformation osseuse considérable; après une année de traitement un résultat aussi satisfaisant que possible a été obtenu.

SEPTEMBRE.

Quatre traitements achevés.

22° M. B. âgé, de 17 ans, avait une scoliose du troisième degré, remontant à la première enfance, ce cas, malgré sa gravité, m'avait laissé l'espérance d'arriver à un excellent résultat, et je n'avais pas crains, après mon premier examen, de laisser entrevoir cette espérance à sa famille ; mais malheureusement j'ai rencontré dans la région des dernières vertèbres dorsales une ankylose qui, pendant quinze mois, a résisté à tous mes efforts, d'où il est résulté que je n'ai pu obtenir qu'une amélioration relative, sérieuse, et qui mettra ce jeune homme à l'abri d'une aggravation qui devait certainement atteindre les proportions les plus considérables; mais, je dois le dire, ce résultat ne m'a pas satisfait, j'espérais beaucoup mieux lorsque j'ai commencé le traitement. Ce cas est peut-être le plus difficile que j'ai rencontré dans toute ma carrière orthopédique.

23° Mlle A. D., âgée de 14 ans, était atteinte d'une scoliose du second degré, cette jeune fille, après sept mois de traitement, est sortie de l'établissement complètement guérie.

24° Mlle N. de G., âgée de 16 ans, présentait une scoliose grave du deuxième degré, pour laquelle elle avait déjà porté un corset de fer pendant plusieurs années, mais sans aucun succès, j'ai pu, après dix mois de traitement, la laisser sortir de l'établissement dans un état qui ne laissait rien à désirer et qui m'a-valu les félicitations de toute sa famille.

25° Mlle N. A., âgée de 13 ans, était atteinte d'une scoliose ancienne du premier degré qui a été complètement guérie après quatre mois de traitement.

Les résultats des traitements des vingt-cinq cas qui

viennent d'être cités peuvent être résumés de la manière suivante :

Dix-huit cas où le résultat a été aussi heureux qu'on pouvait le souhaiter ;

Cinq où le résultat, quoique très-satisfaisant, a cependant laissé quelque chose à désirer ; dans trois de ces cas, parce que je n'ai pu avoir les enfants le temps nécessaire ; dans les deux autres, parce qu'il s'est rencontré des anomalies particulières ;

Enfin, deux cas où le résultat, n'ayant consisté que dans une amélioration, ne m'a pas satisfait ; dans l'un de ces cas, celui du jeune enfant mentionné au mois d'août, j'ai rencontré une difficulté réellement insurmontable, et dans le second, celui mentionné au mois de septembre, j'ai rencontré une ankylose imprévue qui a empêché tous mes efforts d'atteindre le but que j'avais d'abord espéré.

Dans cet exposé, j'ai tenu avant tout à rendre un compte aussi fidèle que possible de tous les traitements achevés dans le courant de l'année qui vient de s'écouler. J'invite les médecins orthopédistes qui emploient d'autres méthodes à faire comme moi, c'est-à-dire à donner la liste exacte de tous les traitements, sans exception, achevés dans le courant d'une année, en offrant, comme je le fais pour plusieurs cas, les moyens de contrôler la vérité des faits avancés, afin de pouvoir établir une comparaison,

Je prie les personnes que cela peut intéresser de remarquer que ces résultats sont définitivement acquis et n'ont rien de commun avec ces améliorations éphémères dues aux moyens mécaniques, qui s'évanouissent dès que l'on en suspend l'usage, et que, pour les obtenir, rien de pénible pour les enfants n'a été employé en dehors de la simple action musculaire destinée à produire la détorsion du rachis, qui constitue, à elle seule, tout mon traitement orthopédique de la scoliose.

Résultats précis que je puis obtenir dans le traitement de la scoliose, par la détorsion du rachis.

D'après les faits que je viens d'exposer, et un grand nombre que je n'ai pas mentionnés, je crois pouvoir préciser de la manière suivante les résultats que ma méthode permet d'obtenir dans les différents degrés de la scoliose.

Toutes les scolioses du premier degré, peuvent toujours être guéries d'une manière complète, et sans crainte de récidive, dans l'espace de trois à six mois.

Les scolioses du deuxième degré, peuvent être guéries d'une manière presque toujours complète, et sans crainte de récidive, dans l'espace de six mois à un an.

Enfin, les scolioses du troisième degré, par un traitement d'un an à dix-huit mois peuvent, dans les cas les moins graves, éprouver une amélioration qui équivaut à une guérison, et dans les cas très-graves, une amélioration considérable qui contribue puisamment à rétablir la santé, et limite toujours les progrès de la maladie.

Ces résultats sont bien supérieurs à ceux que l'on a obtenus jusqu'ici. La comparaison que j'en ferai plus loin avec ceux que procurent les moyens ordinaires, ne laissera, j'en suis assuré, aucun doute à ce sujet. Cependant, leur examen attentif suscite quelques réflexions très-importantes qui vont m'arrêter quelques instants.

S'il est possible de guérir facilement les scolioses des premier et second degré, il est malheureusement bien difficile d'obtenir, dans beaucoup de cas, de celles du troisième, des résultats assez parfaits pour qu'on puisse les considérer autrement que comme des guérisons relatives ; il faut, à ce degré, pour mesurer l'importance du service rendu à l'enfant, se représenter ce qu'il était avant le traitement et ce qu'il serait devenu si on l'eut abandonné à lui-même ; la différence qui existe entre ces différents points est quelquefois immense, quoique l'état actuel de l'enfant laisse encore beaucoup à désirer.

Mais, malheureusement, on est généralement peu disposé à entrer dans toutes ces considérations, et les résultats qui ont coûté le plus de peines et de soins aux médecins orthopédistes, sont souvent ceux qui leur procurent le moins de reconnaissance de la part des familles qui, dans ces cas, ayant trop attendu pour soumettre leurs enfants à un traitement rationnel, ont permis à la déformation des vertèbres et des côtes de faire des progrés tels, qu'aucun moyen ne peut plus les ramener à leur état naturel.

C'est en effet cette déformation osseuse qui , dans les cas très-graves , apporte un obstacle invincible à un redressement complet , et que je voudrais voir redouter de mes confrères , autant que je la redoute moi-même , afin qu'ils ne négligent jamais de signaler aux familles les dangers d'une temporisation trop prolongée.

Je sais bien que plusieurs personnes sont retenues par la connaissance qu'elles ont de certains cas où la déviatiou est restée stationnaire, en conservant des proportions assez peu importantes, pour qu'on n'ait pas crû devoir s'en préoccuper sérieusement ; mais ces cas sont extrêmement rares , et la règle générale est que, la maladie, une fois commencée, marche constamment avec une rapidité à la vérité très-variable mais qui ne s'arrête pas avant d'avoir produit de graves désordres et préparé pour l'avenir de grandes peines aux enfants et à leurs familles. La prudence exige donc qu'on ne temporise jamais !

La déformation osseuse n'est pas primitive dans la scoliose, si ce n'est dans quelques cas causés par le rachitisme. Elle se développe habituellement à la suite des courbures dont je ne chercherai pas ici à déterminer les différentes causes , ce qui serait du reste peu important au point de vue purement pratique. Je pense qu'elle est due à l'inégalité de pression qui se produit dans le corps des vertèbres, dès le commencement des courbures , et qu'une fois développée elle va toujours en s'aggravant , à peu près dans la même proportion qu'elles.

On est certain de rencontrer dans les scolioses, un peu anciennes et arrivées à un certain degré de gravité, deux éléments très-distincts ; le premier dû aux changements de rapport des vertèbres , au relâchement des ligaments, ou à un défaut d'équilibre dans les forces musculaires produit par quelques troubles de l'innervation ou à l'ancienneté de la maladie , et le second provenant de la déformation osseuse.

Le premier de ces éléments cède toujours avec une grande facilité par ma méthode , c'est ce qui me permet d'obtenir des résultats si complets et si rapides dans les scolioses du premier et du second degré. Rien de ce qui n'est pas déformation dans les formes et dimensions naturelles des os , ne peut résister à la détorsion du rachis et autres effets que mes mouvements produisent sur le tronc.

La déformation osseuse, quand elle n'est pas très-fortement développée , disparaît aussi sous l'influence du rétablissement des rapports naturels des vertèbres et, surtout, par le développement de la force qui, luttant contre la tendance vicieuse qui avait produit la déviation, finit par la vaincre et amener le redressement. L'inégalité de pression que j'ai signalée comme étant la cause de la déformation n'existant plus alors , on conçoit que l'état normal peut se rétablir.

Dans les cas, au contraire, où la déformation est considérable , il est évident qu'elle ne peut être entièremen t détruite. On ne peut plus, dans ces cas , espérer du traitement, et du temps, qu'une amélioration souvent très-importante et qui doit être considérée comme un immense avantage, si l'on considère que l'état du sujet livré à lui-même tend toujours à s'aggraver, sans que l'âge mette un terme à cette aggravation.

Dans les cas extrêmement graves, la déformation osseuse n'empêche pas toujours d'obtenir des résultats très satisfaisants. La tendance que développe le traitement est souvent si prononcée, surtout quand l'enfant s'y prête beaucoup, qu'il lui est possible d'arriver à une attitude très-convenable.

Comparaisons des résultats que l'on peut obtenir dans le traitement de la scoliose par la détorsion du rachis, avec ceux des anciennes méthodes.

Pour donner une idée exacte de la supériorité des résultats que j'obtiens par ma méthode, dans le traitement de la scoliose, il me reste maintenant à comparer ces résultats avec ceux des anciennes méthodes ; je vais donc faire cette comparaison au point de vue de *la durée du traitement*, de *la perfection des guérisons*, de *la nature des moyens employés* et, surtout, au point de vue *du danger des récidives*.

La durée du traitement est bien plus longue par les moyens ordinaires que par ma méthode. Qui ne sait que les malheureux enfants soumis aux appareils orthopédiques sont, le plus souvent, condamnés à les subir pen-

dant plusieurs années, et que, même après être sortis
des établissements, on leur en fait encore porter pendant
un temps souvent indéfini; qui ne sait aussi que dans
les cas réputés extrêmement légers, et où l'on se contente
des appareils dits portatifs, on fait porter ces appareils
pendant un grand nombre d'années et le plus souvent en
vain. Tandis que par ma méthode j'obtiens, dans l'espace de quelques mois, des guérisons complètes, radica-
les et sans chance de récidives ; et que dans les cas d'une
extrême gravité, où une simple atténuation est possible,
il n'est jamais utile de prolonger le traitement au-delà de
dix-huit mois, sans qu'il soit nécessaire, pour conserver
le bénéfice acquis, de porter ensuite le moindre appareil.

La perfection des guérisons présente aussi une différence bien remarquable, il me suffira pour le prouver de
rapporter les aveux si clairs et si loyaux qu'ont fait récemment MM. Malgaigne et Bouvier. M. Bouvier, à la page
519 des leçons de clinique, s'exprime ainsi, au sujet des
résultats qu'il peut obtenir par les appareils : « Il
« n'arrive que bien rarement que des déformations,
« même commençantes, s'effacent complètement, et
« qu'on ne trouve plus de traces de la scoliose. On peut
« même se demander s'il y avait réellement déformation
« lorsque cela a lieu. Dans la généralité des cas où le
« changement de forme des vertèbres est démontré par
« les saillies latérales alternes de la région dorso lom-
« baire, il reste toujours quelque chose après le traite-
« ment, de cette irrégularité des deux côtés du dos. »
« La première période de la courbure de l'épine, celle

« dans laquelle il n'y a point de déviation manifeste des
« apophyses épineuses, résiste donc généralement, au
« moins en partie, aux moyens de traitement. Rame-
« ner la déviation de la troisième période à la deuxième,
« de celle-ci à la première, est chose souvent facile,
« faire disparaître les derniers vestiges de la scoliose est
« impossible. Nous ne pouvons guère prétendre, dans
« l'état actuel de la science, qu'à réduire la courbure
« au moindre degré possible, et qu'à maintenir ce degré
« dans un état stationnaire le reste de la vie de l'indi-
« vidu. »

Monsieur le professeur Malgaigne, à la page 370 des
leçons d'orthopédie, a écrit les lignes suivantes, que j'ai
déjà citées dans une autre partie de ce mémoire :

« Avec la torsion commence véritablement un deuxième
« degré, et, quel que soit le point auquel la déformation
« puisse être portée plus tard, on peut cliniquement
« continuer à l'y rattacher, car la moindre manifestation
« de la torsion vous met en face d'une difformité dont
« l'art n'a jamais su, et ne sait pas encore triompher. »

Ainsi, MM. Bouvier et Malgaigne (1), après une longue
et consciencieuse pratique, conviennent qu'à l'aide des
moyens qu'ils emploient, il n'est pas possible de ramener
à un état parfait, même les scolioses les plus légères, et

---

(1) Monsieur Malgaigne, dans une autre partie de son ouvrage, dit
qu'il admet la possibilité de guérisons parfaites dans des cas légers où
il n'y a pas encore de torsion de la colonne vertébrale. Je mentionne
ce fait pour prouver jusqu'à quel point je tiens à ne pas dénaturer
l'opinion des auteurs que je cite, surtout quand il s'agit d'un homme
aussi recommandable que M. le professeur Malgaigne.

qu'en définitif, ce que l'on peut obtenir de mieux à tous les degrés, n'est qu'une simple atténuation ou un arrêt dans la marche de la maladie. J'affirme, au contraire, et je pourrais prouver au besoin ce que j'avance par des centaines de faits, que je puis, dans tous les cas où la déformation osseuse n'est pas très-considérable, obtenir des guérisons parfaites, non seulement au point de vue du redressement de la colonne vertébrale, mais aussi au point de vue de la grâce des attitudes et des formes. Ce dernier point surtout mérite d'être pris en grande considération, car un long usage des moyens mécaniques a toujours, sans qu'il soit peut-être possible de citer une seule exception, produit des déformations d'épaules, des roideurs de taille, enfin quelque chose de désagréable dans l'ensemble de la tenue qui fait reconnaître à une longue distance les individus qui y ont été soumis.

La nature des moyens employés présente un contraste peut-être encore plus frappant. On peut, pour s'en faire une idée exacte, se figurer un enfant traité par ma méthode, soumis seulement chaque jour, pendant quinze à vingt minutes, à des exercices qu'il considère le plus souvent comme un jeu, et qui ensuite est entièrement libre, et couche la nuit dans un bon lit, où il est en toute liberté. Ou bien, ce même enfant, soumis le jour, pendant l'intervalle que lui laissent plusieurs exercices gymnastiques, à un corset orthopédique, qui gêne tous ses mouvements, le blesse et l'humilie, et couchant ensuite sur un lit à extension forcée, où il est attaché par la tête, tiré par la ceinture et comprimé sur toutes les parties saillantes de ses difformités.

Le danger des récidives a été signalé par tous les auteurs qui ont écrit sur la scoliose, tous ont conseillé, pour l'éviter, des moyens préservatifs qui consistent, le plus habituellement, dans des corsets orthopédiques que l'enfant doit porter jusqu'à la fin de sa croissance, et, si le cas est grave, jusqu'à la fin de sa vie, sous peine de voir bientôt l'amélioration éphémère, qu'il n'a obtenue, le plus souvent, qu'en subissant pendant plusieurs années toutes les tortures des moyens mécaniques, s'évanouir avec une désolante rapidité. Toutes les personnes qui ont été à même d'observer dans le monde les suites de ces traitements, savent que je n'exagère rien ; elles savent aussi combien le mariage est contraire aux jeunes filles qui les ont subis, puisque dans la plupart des cas, malgré toutes les précautions que l'on peut prendre, la première grossesse suffit souvent pour les rendre plus malades qu'elles ne l'étaient avant le traitement.

Mais en vérité, comment pourrait-il en être autrement, qu'a-t-on pu obtenir par ces extensions et ces pressions violentes ; des applatissements et des allongements, mais en quoi tout cela peut-il avoir modifié les perturbations et les lésions qui existaient dans l'innervation, dans les forces musculaires et dans les ligaments ; n'est-il pas évident, au contraire, qu'en comprimant et condamnant à l'immobilité toutes les parties ou se trouvait le siége du mal, loin d'avoir pu remédier aux perturbations et aux désordres qui pouvaient exister, on les a souvent aggravés, même dans une proportion assez considérable. La cause primitive du mal n'a pas été détruite, elle a, au contraire, pris plus d'intensité sous l'influence du traitement ; voici pourquoi les résultats produits par les moyens mécaniques n'ont absolument rien de stable.

Par ma méthode la crainte des récidives est à peu près nulle, et tout mon traitement préservatif consiste dans la recommandation que je fais aux parents, de me présenter les enfants à des intervalles éloignés de six mois à un an, et si, ce qui n'arrive presque jamais, je rencontre quelques signes inquiétants, quelques séances suffisent toujours pour les dissiper.

On peut facilement expliquer d'ou provient cette différence des chances de récidives par ma méthode, en considérant que les exercices que je fais faire aux enfants ayant invariablement pour but de produire la détorsion de la colonne vertébrale, et mettant principalement en action tous les muscles ou parties de muscles qui s'y attachent le plus directement, il doit en résulter rapidement une force musculaire qui l'entraîne dans un sens inverse de celui qui est vicieux , et en même temps un surcroit de vie dans ces parties profondes , qui contribue puisamment a remédier aux lésions qui peuvent exister dans les ligaments et autres tissus ; cela est si vrai qu'il m'est arrivé , bien souvent, de trouver les enfants six mois ou un an après le traitement, mieux que quand je les avais quittés.

Cette force, ou tendance, capable de maintenir les résultats du traitement , a toujours été vivement désirée par les orthopédistes. L'un d'eux, le docteur Dépiéris, a émis a ce sujet, il y a quelques années, une idée qui me paraît si juste, que je ne puis résister au désir de la rap-

porter ici. « Allonger, dit-il, à l'aide d'appareils conve-
« nables, une colonne épinière déviée, ne doit pas être
« regardé comme un résultat en orthopédie ; c'est à
« peine le premier pas du traitement ; la difficulté est de
« créer dans l'individu une force naturelle et neuve
« de solidité ou d'équilibre qui, les moyens artificiels
« étant supprimés, maintienne dans leur état normal,
« les parties que la maladie en avait éloignées. » C'est
évidemment de l'absence de cette force, que les moyens
mécaniques ne peuvent créer, que proviennent toutes
les chances de récidives par les traitements ordinaires,
tandis que son développement par ma méthode, les rend
presque nulles. La grande importance de ce fait n'échap-
pera pas, j'en suis convaincu, aux médecins qui liront
cet article, ni aux personnes intelligentes qui ont eu
occasion d'observer avec qu'elle désolante rapidité sur-
viennent ces récidives.

Quelques mots sur le traitement général de la scoliose, et sur les signes qui peuvent la faire reconnaître à son début.

Je crois encore utile d'ajouter quelques mots sur le
traitement général de la scoliose, quoique ce sujet ne se
rapporte pas directement au but principal de ce Mémoire qui est destiné à faire connaître l'état actuel de ma

méthode ; mais je pense que ces renseignements pourront être utiles à quelques-unes des personnes qui auront occasion de le lire , en détruisant certaines idées erronées qui existent à ce sujet dans le monde , et même chez quelques médecins.

Dès les premiers débuts de la scoliose, il y a une altération manifeste de la santé , altération qui tend toujours à s'aggraver, du moins dans le plus grand nombre des cas. A mesure que la maladie augmente , la respiration se trouve de plus en plus gênée, d'autres symptômes fâcheux se manifestent et la crise de la puberté, chez les jeunes filles, s'accomplit avec la plus grande dificulté, c'est même très-souvent le moment où la maladie, qui était à peine sensible auparavant , marche avec une grande rapidité ; dans d'autres cas on rencontre les signes manifestes d'une dyathèse rachitique ou scrofuleuse. On comprendra facilement que ces circonstances doivent vivement frapper l'attention du médecin, qui ne doit pas, dans ces cas, sous peine de ne pas se trouver à la hauteur de sa tâche , se borner aux soins purement orthopédiques ; mais , heureusement , le remède le plus efficace à apporter est incontestablement le redressement, surtout quand on peut l'obtenir sans compressions ni extensions forcées, et en laissant les enfants entièrement libres le jour et la nuit ; je n'ai jamais rencontré d'exceptions à cette règle, et même je dirai que l'efficacité de mon traitement est si grande sous ce rapport, que, dans beaucoup de cas, je n'emploie en dehors que des soins généraux dans lesquels la pharmacie n'a qu'une très minime part.

Cependant, j'ai voulu réunir autour de moi tout ce qui est utile pour arriver à modifier rapidement la constitution maladive des enfants. Je retire principalement un grand avantage des bains d'air comprimé dont les effets sont souvent des plus remarquables dans les cas de rachitisme, de scrofule, d'anémie, de chlorose et dans ceux si nombreux où il y a de la suffocation ou d'autres accidents provenant des organes respiratoires.

En choisissant Marseille pour y créer mon établissement, j'ai eu en vue, en dehors des avantages que procure une grande ville, un moyen de succès réel et de grande importance, surtout pour les enfants qui habitent l'intérieur de la France. C'est le climat et la mer, dont on n'avait pas encore tiré parti pour les institutions orthopédiques. L'utilité de ces deux puissants agents pour aider à modifier la constitution des enfants, est trop généralement connue, pour qu'il ne suffise pas de les signaler, pour faire comprendre la supériorité qu'une semblable situation doit donner à mon établissement sur ceux qui, placés loin de la mer, ont, en outre, l'inconvénient d'un climat froid et humide, si contraire à la plupart des enfants qui réclament des traitements orthopédiques.

Je viens de parler de la mer ; qu'il me soit permis, à ce sujet, de chercher à modifier les idées de quelques médecins qui pensent que ce seul moyen doit suffire pour le traitement de la scoliose, ou du moins qui agissent comme s'ils le pensaient, car il m'arrive, bien souvent, de rencontrer des enfants qui ne me sont présentés qu'après avoir passé plusieurs saisons aux bains de mer où les parents les conduisaient dans l'espoir de faire disparaître, par ce moyen seul, des scolioses déjà caractérisées. Erreur funeste, puisqu'elle les empêche d'avoir recours, à l'époque la plus convenable, aux moyens spéciaux qui peuvent seuls en triompher. Certainement, dans ces cas, les bains de mer sont très-judicieusement ordonnés , au point de vue de la santé générale ; mais , en les ordonnant , il faut être bien convaincu qu'ils ne peuvent rien contre la déviation, même dans les cas les plus légers, et qu'on ne doit pas différer pour ce motif l'emploi d'un traitement spécial qui seul peut être efficace.

Les déviations latérales de la colonne vertébrale sont souvent méconnues à leur début par les familles, et, dans bien des cas, par les médecins qui s'efforcent de rassurer les mères sur les impressions fâcheuses que la tournure de leur enfant leur fait éprouver, et d'un autre côté, la guérison de ces déviations traitées, dès le début, par ma méthode, est si prompte et si certaine, que je crois rendre un véritable service à plusieurs familles en leur indiquant les signes auxquels on peut les reconnaître dès leurs premières manifestations.

La tournure de l'enfant est d'abord mauvaise, sans qu'on puisse trop se rendre compte d'où cela provient, on lui reproche sans cesse son attitude vicieuse, mais sans succès, car elle n'est qu'un symptôme de la maladie commençante. Si on examine le dos, la ligne formée par les apophyses épineuses, ne paraît pas toujours déviée, surtout quand l'enfant est fortement courbé en avant, c'est là ce qui trompe plusieurs médecins qui se contentent de ce signe ; mais si on fait une investigation plus minutieuse, on remarque en haut, ordinairement à droite, une légère saillie, et en bas, du côté opposé, une saillie semblable ; ces deux saillies sont formées par le soulèvement des muscles extenseurs du tronc que repoussent les apophyses transverses par suite de la torsion de l'épine. La hanche gauche, dans beaucoup de cas, paraît un peu plus élevée que la droite ; ce signe est souvent le premier que remarquent les mères en habillant leurs enfants. En avant, le sein qui correspond à la saillie du haut, est ordinairement légèrement déprimé ; l'autre, au contraire, paraît un peu soulevé. Quand plusieurs de ces signes auront pu être reconnus, on peut être bien persuadé, disent Delpech et M. Bouvier, que la maladie est commencée, et qu'elle continuera de se développer, si on ne la combat pas par des moyens convenables.

Monsieur Malgaigne a, dans ses leçons d'orthopédie, décrit récemment, avec une grande vérité, les premiers signes de la scoliose :

« Les premiers symptômes, dit-il, qu'offrent les enfants semblent fort étrangers à la déviation ; ils sont dans un état de langueur, ne jouent plus, mangent mal, se fatiguent aisément et refusent même de marcher. Assis, ils sont obligés de s'appuyer, se tiennent mal, selon l'expression adoptée, si on les fait écrire, dessiner, coudre, ils s'inclinent d'un côté ou de l'autre ; on veut empêcher cette mauvaise attitude, la mère emploie tous les moyens en son pouvoir pour les forcer à se tenir droits, prières, promesses ou menaces n'y font rien ; ils voudraient obéir, mais ne le peuvent réellement pas, la force leur manque, leur système musculaire a perdu son énergie, et leurs ligaments eux-mêmes une partie de leur résistance. » (Page 366.)

CONCLUSIONS.

————o◦⚬◦oo————

En 1859, je commençai les conclusions de mon premier mémoire par cette phrase : « L'avenir qui prononce en dernier ressort sur la valeur de toutes les prétentions, établira l'importance réelle de ma méthode. S'il décide qu'il y a eu quelques exagérations dans les espérances que j'en ai conçues, je trouverai mon excuse dans la conviction profonde qui a dicté toutes les opinions que j'ai avancées dans le cours de ce mémoire. »

Je serai plus explicite aujourd'hui, et je n'invoquerai plus l'avenir comme juge de la question, car, dans mon opinion, il a prononcé, et en dernier ressort, si je m'en rapporte aux nombreux cas qui ont été traités heureusement depuis, au maintien des premières guérisons et à la confiance que m'ont attiré ces succès, qui se trouve aujourd'hui justifiée par une nombreuse clientèle.

Oui, dans mon opinion, le véritable traitement de la scoliose est trouvé, et grâce aux perfectionnements que j'ai pu apporter à ma méthode dans ces derniers temps, je crois même qu'il a presque atteint son degré le plus parfait, et que l'avenir, sous ce rapport, ne pourra apporter que des modifications de peu d'importance ; je suis même très-convaincu que la voie que j'ai suivie étant la seule juste, aucun autre moyen ne pourra donner la solution de la question, car, il est incontestable que la torsion du rachis étant la difficulté principale à sur-

montér dans le traitement de la scoliose, il est hors de
doute que tout le monde a échoué jusqu'ici, faute d'avoir
reconnu l'importance de ce fait ou d'avoir pu trouver les
moyens nécessaires pour combattre cette torsion. J'ai
réussi, au contraire, parce que j'ai su reconnaître la
difficulté, et trouver les seuls moyens qui peuvent la
combattre avec certitude et facilité.

Il me reste maintenant a donner une courte analyse
des principaux points de ce mémoire, ce que je vais
faire en les passant successivement en revue sous une
forme aussi claire et aussi précise que cela dépendra de
moi :

La torsion du rachis existant dans toutes les scolioses
arrivées à un degré assez avancé pour nécessiter un traitement sérieux, il est indispensable d'attaquer et de
détruire cette torsion pour obtenir une guérison certaine
et durable.

Les moyens mécaniques employés jusqu'ici pour amener le redressement des courbures latérales de la colonne
vertébrale, ne pouvant avoir aucune prise directe sur la
torsion, ne peuvent, malgré les traitements les plus
longs et les plus pénibles, produire que des résultats
incomplets et sans stabilité.

La gymnastique, proprement dite, ne pouvant elle aussi
produire la détorsion du rachis, ne peut avoir de valeur
que comme agent hygiénique ou auxiliaire des autres
moyens employés, ce n'est que bien rarement et dans

des circonstances exceptionnelles qu'elle a pu arrêter à elle seule la marche de la maladie, même dans les scolioses les plus légères.

La gymnastique suédoise, ou kinésithérapie, par son action spéciale sur les muscles antagonistes de ceux que l'on suppose trop developpés, peut quelquefois produire des résultats d'une certaine valeur, mais beaucoup trop exceptionnels pour qu'on puisse l'adopter comme méthode régulière de traitement. Ne pouvant produire d'action directe, pour produire la détorsion, elle ne peut attaquer le mal dans son principe, et les rares succès qu'elle peut invoquer sont dus à une action indirecte et incomplète de détorsion qui a été produite à l'insu de ceux qui dirigeaient le traitement, au milieu des différents mouvements qu'ils cherchaient à produire pour mettre en action les muscles antagonistes.

Une action musculaire spéciale, concentrée le plus possible dans les muscles sacro-spinaux, en y laissant participer le moins possible, les autres muscles du tronc, et capable de produire sur une portion du rachis une torsion inverse de celle qui est vicieuse, est le seul moyen rationel de traitement de la scoliose :

. Le seul qui n'ait aucun inconvénient, et qui n'oblige les enfants à subir aucune contrainte pénible, ni aucune pression ou extension dangereuse :

Le seul qui n'altère pas les formes, et qui puisse donner à la taille toute la grâce et la souplesse que peut comporter la construction naturelle des enfants.

Le seul qui donne des garanties sérieuses contre les chances de récidives.

Le seul qui ne présente aucun danger pour la santé, et qui, au contraire, l'améliore de la manière la plus remarquable :

Le seul enfin, sur lequel les médecins et les familles puissent compter, pour obtenir des résultats certains, parfaits et durables.

RENSEIGNEMENTS

SUR L'INSTITUT ORTHOPÉDIQUE DE MARSEILLE

CRÉÉ ET DIRIGÉ

Par le Docteur DUBREUIL.

Marseille, ville de premier ordre et dont l'importance croît chaque jour, n'avait pas d'institut orthopédique spécialement destiné au traitement des difformités de l'enfance. Lorsque le docteur DUBREUIL, qui s'était fait connaître à Paris par ses recherches sur les moyens d'améliorer le traitement des déviations de la colonne vertébrale, pensa qu'une ville qui contient plus de trois cent mille habitants, et qui est en relation journalière avec tout le littoral de la Méditerranée, devait offrir assez de ressources pour assurer le succès d'un établissement de ce genre, qu'il y fonda au commencement de l'année 1854. Depuis cette époque, la prospérité toujours croissante de cet établissement a complètement réalisé toutes ses espérances. Il doit en grande partie cet heureux résultat aux succès qu'il a obtenus dans un grand nombre de traitements et à la bienveillance de ses confrères, qui croît chaque jour, à mesure que de nouveaux faits les mettent à même d'apprécier la supériorité des nouvelles méthodes qu'il emploie.

L'établissement est situé près de la ville, au quartier des Chartreux, renommé par sa situation agréable et sa salubrité. Il se compose d'une très belle et très vaste habitation, située sur un coteau, en face du Jardin-des-Plantes. L'étendue de cette habitation et les vastes dépen‑ dances qui y sont annexées, ont permis d'y faire une installation aussi confortable qu'on pouvait le souhaiter. Un vaste jardin d'agrément, d'où l'on peut jouir d'une vue délicieuse, s'étend autour de l'établissement.

M. DUBREUIL, ayant non-seulement en vue de remédier aux difformités des enfants qui lui sont confiés, mais encore de rétablir d'une manière solide leur santé presque toujours altérée, n'a reculé devant aucun sacrifice pour avoir à sa disposition tous les moyens nécessaires pour cela. Ayant reconnu que, dans presque tous les cas, les bains d'air comprimé produisaient les effets les plus salutaires, il a fait installer pour ces Bains un très bel appareil mis en action par une machine à vapeur.

On traite dans cet établissement les déviations de la taille, les luxations, les maladies articulaires, le mal vertébral ou de pott, les pieds-bots, les contractures musculaires, les torticolis, les fausses ankyloses, etc., c'est-à-dire, toutes les maladies chroniques de l'enfance.

On peut aussi recevoir dans l'établissement des jeunes filles pour les bains de mer, dans le cas ou leur famille ne pourrait les y faire accompagner; On se charge alors de tout ce qui concerne les bains, et les soins particuliers dont elles peuvent avoir besoin.

ORGANISATION DE L'ÉTABLISSEMENT.

L'Établissement est dirigé par Monsieur et Madame DUBREUIL, qui l'habitent. On y reçoit, comme pensionnaires, des jeunes filles de tout âge et des jeunes garçons, seulement jusqu'à l'âge de six ans. La convenance de ne pas recevoir des garçons plus âgés dans un établissement principalement peuplé de jeunes filles a imposé cette réserve. M. DUBREUIL s'entend avec les familles qui n'habitent pas Marseille pour placer les garçons plus âgés en dehors de l'établissement, dans les conditions les plus favorables à leur traitement et à leur éducation Plusieurs moyens existent pour cela.

Les enfants admis comme pensionnaires sont traités bien plus selon les habitudes de la familles, que d'après celles des pensionnats. Monsieur et Madame DUBREUIL leur prodiguent tous les soins qu'ils pourraient attendre s'ils étaient leurs propres enfants. Rien de ce qui concerne le traitement et les soins particuliers qu'exigent les enfants n'est négligé, Monsieur et Madame Dubreuil veillent à tout par eux-mêmes, et ne confient jamais rien d'important à des employés subalternes. L'étendue de l'établissement permet de donner aux jeunes filles les plus âgées, des chambres séparées quand elles en manifestent le désir.

L'éducation n'est point négligée; une institutrice offrant toutes les garanties que l'on peut souhaiter, sous le rapport de la moralité et de la capacité, réside à l'établissement et est uniquement chargée d'instruire et de surveiller les enfants. La grande proximité de la paroisse des Chartreux, leur permet d'accomplir régulièrement leurs devoirs religieux, sans fatigue et sans préjudice pour le traitement. La plus grande liberté est laissée à ceux qui appartiennent à un autre culte, et aucune influence contraire aux vues des familles n'est exercée sur eux.

Une maîtresse de musique est aussi mise à la disposition des jeunes filles qui désirent continuer leurs leçons, et il est facile, à Marseille, de se procurer tous les autres maîtres que les parents peuvent souhaiter.

Les jeunes filles, qui, par leur âge, ne se trouvent pas dans le cas de continuer leur éducation sous la direction de l'institutrice, sont entourées de tous les égards que leur âge exige, l'établissement en possède souvent plusieurs qui se trouvent dans ce cas, et, dont quelques-unes ont quelques fois atteint et même dépassé l'âge de vingt ans.

CONDITIONS.

Nous n'imposons rien pour le trousseau; il nous suffit que les enfants soient munis de tout ce qui est raisonnablement nécessaire pour leur entretien. Nous exigeons ordinairement la fourniture de la literie; cependant, quand les parents sont trop éloignés pour pouvoir expédier facilement ces objets, nous nous arrangeons avec eux pour les en dispenser. Le blanchissage peut avoir lieu à l'établissement ou en dehors, selon la volonté des parents.

Nous ne pouvons pas fixer ici le prix de la pension d'une manière positive ; il peut varier suivant la gravité des cas, la durée du traitement et les exigences particulières des familles ; mais nous pouvons assurer que nos conditions sont, pour le moins, aussi modérées que celles d'aucun autre établissement, et que nous savons nous conformer à toutes les situations.

Plusieurs de nos traitements, par l'emploi d'une méthode nouvelle créée par le docteur DUBREUIL, étant beaucoup plus rapides que par les procédés qui sont encore suivis aujourd'hui dans tous les autres établissements, il peut en résulter dans beaucoup de cas une économie considérable.

BAINS D'AIR COMPRIMÉ.

Les Bains d'air comprimé ont été imaginés d'après le raisonnement suivant. L'air étant très-élastique et, par conséquent, susceptible de se condenser fortement sous une pression supérieure à celle de l'atmosphère, il est évident que si l'on place un individu dans une cabine hermétiquement fermée et qu'on y refoule de l'air au moyen d'une pompe appropriée à cet effet, on lui en fera respirer une bien plus grande quantité sous un même volume. Comme il est démontré que c'est l'oxigène, l'un des principes constituant l'air, qui, par son introduction dans les poumons, accomplit l'un des phénomènes les plus importants de notre existence, la régénération du sang et l'excitation de la force vitale et du mouvement musculaire ; son introduction en plus grande quantité dans cet important organe, doit donc produire les effets les plus heureux, dans tous les cas où le sang appauvri a besoin d'être régénéré, et dans tous ceux où la force vitale épuisée doit être ranimée, comme dans la vieillesse et la convalescence de plusieurs maladies.

L'expérience n'a pas tardé à démontrer la justesse de ce raisonnement et les bains d'air comprimé ont bientôt été adoptés à Lyon et à Montpellier, où ils ont d'abord été mis en usage. Ils se sont montrés très-efficaces dans le rachitisme, les suffocations, la chlorose et la scrofule. C'est pour ce motif que nous avons voulu avoir à notre disposition un agent thérapeutique si utile dans un établissement spécialement destiné à des enfants qui sont tous, plus ou moins, atteints de quelques-unes de ces affections. Nous y trouvons un auxiliaire puissant qui seconde parfaitement les moyens spéciaux employés contre leurs difformités.

Les affections dont nous venons de parler ne sont pas les seules dans lesquelles les bains d'air se sont montrés utiles. Ils ont produit d'excellents effets dans les différentes variétés d'anémie, dans plusieurs cas de surdité, de névroses, de névralgies, dans plusieurs affections de poitrine, chez plusieurs vieillards qui leur doivent le rétablissement de leurs forces et la prolongation de leur existence ; mais c'est surtout dans le traitement de l'asthme qu'ils ont produit les effets les plus heureux. Cette terrible maladie, contre laquelle la médecine n'avait encore rien trouvé de satisfaisant, est très-souvent radicalement guérie par les bains d'air, et toujours au moins considérablement améliorée.

Notre appareil étant le seul à Marseille, nous l'avons mis à la disposition des malades de la ville qui peuvent en avoir besoin. Cela ne cause aucun préjudice à nos enfants qui ne l'occupent qu'une portion du jour.

MOYENS D'ARRIVER A L'ETABLISSEMENT.

L'Etablissement est situé aux Chartreux, en face du Jardin des Plantes et près du chemin de fer de Toulon, dans le château Reynaud de Trest. Pour y arriver on doit demander la place du Jardin des Plantes et se diriger vers le pont du Jarret, d'où l'on voit parfaitement l'Etablissement. Les omnibus de la Rose, de St-Jérôme et de

Château-Gombert, qui partent tous de la place Royale, passent devant la place du Jardin des Plantes. L'omnibus de Montolivet, qui stationne sur la place des Capucines, passe tout près de l'Etablissement. On peut aussi employer l'omnibus du Jardin Zoologique.

Comme il est question d'un remaniement du chemin de fer de Toulon, qui pourrait obliger le docteur Dubreuil à transférer son Etablissement sur un autre point, les personnes qui auront à s'y présenter, après le 1er septembre 1863, feront bien, pour ne pas courir le risque de faire une course inutile, de s'adresser préalablement Boulevard Dugommier, n° 9, où est situé le cabinet du docteur Dubreuil, et où elles trouveront les renseignements dont elles pourront avoir besoin ; et le docteur Dubreuil lui-même, les lundi, mercredi et vendredi, d'une heure à quatre; elles pourront aussi consulter l'*Indicateur Marseillais* de 1864 et années suivantes. (Cet *Indicateur* se trouve dans tous les Hôtels.)

Tous les renseignements qu'on peut souhaiter sont toujours fournis avec le plus grand empressement.

Le prospectus et les mémoires du docteur Dubreuil sont adressés FRANCO à toutes les personnes qui en font la demande.

Enfin, pour compléter les réflexions et les renseignements qui précèdent, nous pouvons ajouter que les enfants qui nous sont confiés, trouvent dans notre Établissement, tout le bien être que peuvent procurer une charmante situation, un beau local' et les soins les plus paternels qui leur sont prodigués par M. et Mme Dubreuil; et, pour ce qui concerne le traitement, des chances aussi favorables que celles que peuvent offrir les meilleurs Établissements de ce genre ; en en exceptant toutefois les déviations latérales de la colonne vertébrale, pour lesquelles nous pouvons promettre des résultats réellement inconnus jusqu'ici, et un traitement d'une si grande douceur, qu'il peut rassurer les mères les plus timorées, auxquelles nous pouvons dire hardiment, si vous nous confiez vos enfants, sans les faire souffrir ni les gêner en quoi que ce soit, nous les guérirons promptement et complètement, pourvu toutefois que vous n'attendiez pas trop long-temps; et si malheureusement vous avez suivi une fausse voie, en employant de mauvais moyens, ou en temporisant trop, venez aussi à nous; il est très-probable que nous pouvons encore obtenir un résultat inespéré.

Que l'on ne croie pas que nous cherchions, ici, à faire des promesses exagérées, pour ce qui concerne le traitement des déviations latérales de la colonne vertébrale; tout ce que nous avançons à ce sujet, n'est au contraire, que l'expression affaiblie de notre conviction, justifiée aujourd'hui par des centaines de faits.

AVIS.

D'après une résolution prise pendant le tirage de ce Mémoire, l'Institut Orthopédique de Marseille sera transféré, à partir du 1ᵉʳ *Octobre* 1863, au quartier de la Blancarde, boulevard du Chemin de fer.

La nouvelle situation, plus rapprochée de la ville, possède tous les avantages qu'on rencontre dans celle de l'établissement actuel, et l'emporte même sur plusieurs points.

Pour arriver au nouvel Établissement, on doit prendre le chemin de Saint-Barnabé, jusqu'au pont du chemin de fer de Toulon, et immédiatement après ce pont prendre à droite le boulevard qui longe le chemin de fer; l'Établissement se trouve environ à 200 mètres du pont (campagne Gamot).

Les omnibus de Saint-Julien et de Saint-Barnabé, qui suivent cette ligne, stationnent sur la place des Capucines (entre le boulevard du Nord et le boulevard Dugommier).

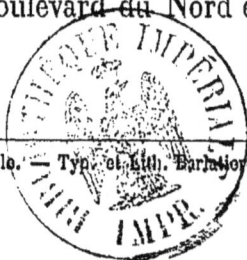

Marseille. — Typ. et Lith. Barlatier-Feissat et Demonchy, rue Venture, 19.

ARTICLES TRAITÉS DANS CE MÉMOIRE.

Ce mémoire est adressé *franco* à toutes les personnes qui en font la demande, ainsi que le prospectus de l'institut orthopédique de Marseille. On s'empressera toujours de fournir tous les renseignements que l'on pourra souhaiter, concernant cet établissement, qui ne seraient pas contenus dans le prospectus qui se trouve à la fin de ce mémoire. (Voir à la fin du mémoire, page 63, l'article intitulé : *Renseignements sur l'Institut Orthopédique de Marseille.*)

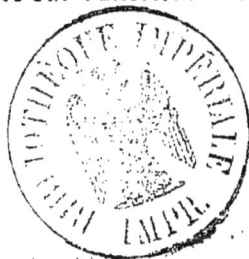

www.ingramcontent.com/pod-product-compliance
Lightning Source LLC
Chambersburg PA
CBHW070855210326
41521CB00010B/1942